OBSERVATION

# D'ACCOUCHEMENT PRÉMATURÉ

## ARTIFICIEL

### OPÉRÉ AVEC SUCCÈS POUR LA MÈRE ET L'ENFANT,

SUIVIE DE

l'examen critique de l'ouvrage intitulé : « Die Frühgeburt, monographisch dargestellt von ALBERT KRAUSE, professeur à Dorpat, »

PAR

## M. LE DOCTEUR WEBER,

MÉDECIN DE L'HÔPITAL DE MULHOUSE.

L'accouchement prématuré artificiel est certes une des questions les plus délicates de l'obstétricie. Je ne reproduirai point ici les phases que sa discussion a subies, et quoiqu'on ne puisse plus nier qu'il ne soit du domaine de l'art, on peut cependant encore différer d'opinion sur les indications qui le réclament et sur le meilleur moyen pour l'accomplir. En vous racontant ce qui m'est arrivé, ces questions seront touchées et résolues peut-être, autant que cela est permis à un fait unique.

A la fin de décembre 1855, je fus appelé près d'une

dame qui avait déjà eu plusieurs enfants et qui n'avait plus été enceinte depuis huit ans. Toutes ses couches avaient été très-laborieuses et exigé toutes le forceps, dont l'application avait été des plus difficiles et des plus douloureuses. Une forte inclinaison du bassin en arrière, suite d'une convexité très-prononcée et rachitique de la région lombaire de la colonne vertébrale, furent les causes des dystocies; pour mitiger les souffrances de la patiente, elle avait été chloroformée pendant ses deux derniers accouchements.

La dame était de nouveau enceinte de six mois environ, et elle se plaignait d'extrêmes malaises qui lui faisaient craindre de ne pouvoir aller jusqu'au terme de sa grossesse, et surtout de ne pouvoir supporter alors l'application, si douloureuse pour elle, du forceps.

Ces malaises sont une dyspnée constante, l'empêchant de reposer la nuit, la forçant continuellement à se retourner ou se soulever dans son lit, et quelquefois avec tant de promptitude que le mouvement ressemble à des secousses nerveuses; une impossibilité presque absolue de se nourrir, parce que les aliments, en gonflant le ventre, augmentent l'anxiété; aussi, dès deux ou trois heures de l'après-midi, elle ne peut plus prendre aucune nourriture jusqu'au lendemain. Il y a, en outre, des douleurs et des fourmillements dans les membres, des palpitations de cœur; il n'y a pas d'œdème des pieds, mais un teint blafard. Quoique la grossesse ne soit pas très-avancée, la matrice remonte déjà à l'épigastre, ce qui est le résultat de la courbure de la colonne vertébrale, signalée plus haut, et du peu de hauteur de l'abdomen; cette conformation vicieuse explique en partie les malaises éprouvés par cette dame.

Son mari et elle, alarmés de ces souffrances et inquiets

pour le résultat des couches à l'époque naturelle, ayant entendu parler de l'accouchement provoqué avant terme, désirent que cette méthode soit mise en pratique chez elle; mais ces désirs n'obtiennent de ma part qu'une réponse dilatoire : je réponds qu'avant tout l'enfant doit être viable, qu'on ne pratique cette opération que pour les cas d'étroitesse du bassin, où l'accouchement à terme est absolument impossible par les voies naturelles, qu'enfin il faudrait que les accidents que madame éprouve devinssent bien plus graves et menaçassent sa vie, pour qu'on fût autorisé à procéder à l'accouchement prématuré. Mon confrère M. Bauer, consulté dans la même circonstance, même avant moi, avait absolument donné les mêmes réponses.

Il fut donc décidé que madame attendrait au moins le commencement de février, et qu'on chercherait à soulager ses souffrances par quelques antispasmodiques et calmants, qui ne réussirent qu'imparfaitement; des saignées avaient déjà été pratiquées antérieurement sans succès. En février donc, après sept mois de grossesse révolus, la question se représenta de nouveau et plus urgente par suite de l'aggravation des souffrances de la malade. Cependant nous hésitions encore, M. Bauer et moi, et pour la trancher nous demandâmes à nous éclairer des conseils de M. le professeur Stoltz, dont tout le monde connaît la compétence en cette matière, et qui, l'opportunité décidée, pouvait aussi le mieux indiquer le procédé à suivre. Après avoir examiné la malade avec soin et pesé les antécédents, M. Stoltz fut d'avis de provoquer l'accouchement et conseilla l'emploi de la méthode de Kiwisch, injections d'eau chaude dans le vagin.

Le toucher avait fait reconnaître un col mou placé bien

haut, une tumeur arrondie, probablement la tête, vers la fossé iliaque gauche.

Le lundi 11 , les injections furent commencées et répétées trois fois par jour, avec une durée de dix à douze minutes chacune, avec de l'eau à 52° Réaumur. C'est le mari qui les pratiquait chaque fois à l'aide d'un clysopompe, la malade étant placée dans une baignoire vide. Après cinq injections, quoiqu'il y eût quelques douleurs vagues dans le ventre, le toucher n'indiqua pas grand changement, le col semblait seulement un peu plus mou. Après la neuvième injection, les douleurs étaient plus vives, sans avoir pris cependant le caractère de douleurs expulsives, des pertes de sang se déclarèrent et se renouvelèrent à chaque injection suivante. Après la quinzième, le samedi 19 février, je réitérai le toucher.

Je trouvai le col très-mou et dilatable, je pus successivement y introduire plusieurs doigts, l'œuf était en partie décollé, mais ce que je sentais de l'enfant, étaient des membres. Je voulus d'abord donner le seigle ergoté pour provoquer des douleurs expulsives, et tenter la délivrance plus tard; mais réfléchissant que, si les eaux s'écoulaient en mon absence, la matrice contractée sur le fœtus rendrait probablement l'accouchement plus difficile, je préférai agir immédiatement. Sans grand effort je pus introduire la main dans l'utérus, saisir à travers les membranes un pied et le ramener sur l'orifice, ce n'est qu'alors que la poche des eaux se rompit. Le reste de l'accouchement se fit sans sage-femme, sans autre aide que le mari, et s'accomplit avec une grande facilité; j'eus le bonheur de ramener un enfant vivant, sans qu'il y ait eu des douleurs d'enfantement pendant toute l'opération. Les suites de couche se passèrent d'une manière tout à fait normale, et la patiente fut promptement débarrassée de ses oppressions et de ses palpitations.

Aujourd'hui la mère est complétement rétablie et le petit enfant prospère, allaité seulement avec du lait de vache. —

Au lieu de faire suivre cette observation des réflexions qu'elle pourrait suggérer, je préfère vous donner une courte analyse d'une monographie toute nouvelle sur l'accouchement prématuré que M. le professeur STOLTZ a eu la complaisance de me faire parvenir; cette analyse sera ainsi le commentaire naturel du fait que j'ai raconté.

Si j'en juge par moi-même, toute cette matière est un peu nouvelle, et peut-être faut-il s'en féliciter, en ce que cela indique que les bassins rachitiques sont rares dans notre pays, de même que les culculs et les anévrysmes artériels, que nous avons rarement aussi l'occasion d'observer.

L'ouvrage dont je veux vous entretenir est intitulé : *Die künstliche Frühgeburt, monographisch dargestellt von* ALBERT KRAUSE, professeur à Dorpat.

C'est le type d'une bonne monographie : la matière y est traitée dans tous ses détails et sous tous ses aspects; chaque chapitre se termine par quelques phrases qui en résument la substance; partout où le sujet s'y prête ou le commande, on trouve des tableaux synoptiques qui expriment clairement les conclusions qu'on peut tirer des faits; enfin, non-seulement tout ce que la science possède a été mis en usage pour composer ce traité, mais tous les faits particuliers sont succinctement analysés, pour que le lecteur puisse lui-même en tirer ou vérifier les conclusions; on assiste en quelque sorte à la clinique de tou les accoucheurs d'Europe et d'Amérique.

L'auteur définit d'abord l'accouchement prématuré et en indique le but et les conditions, il le compare ensuite, sous le rapport thérapeutique, avec l'accouchement ordinaire, puis arrive aux différentes méthodes employées pour le provoquer, passe à l'historique de l'avortement et de l'accouchement prématuré, et finit par passer en revue tous les pays où l'on écrit sur la médecine, pour montrer ce qui s'y est fait sous le rapport qui nous occupe ici. Je ne toucherai qu'aux points qui m'ont le plus frappés.

Le diamètre de la tête d'un fœtus de sept mois étant de 2 1/2 pouces, M. KRAUSE dit que, pour provoquer l'accouchement à cette époque, il faut que le plus petit diamètre intérieur du bassin ait au moins cette dimension. Il pense qu'une pareille déformation doit toujours être facilement appréciée par un toucher méthodique ; que, comme ce n'est que dans le rachitisme que ces bassins se présentent, les caractères extérieurs de cette maladie : déviations du dos, incurvation des cuisses, viennent en aide au diagnostic ; qu'au toucher, en outre, on ne trouve pas seulement la saillie de l'angle sacro-vertébral, mais tout le sacrum tellement enfoncé et poussé vers la paroi antérieure du bassin, qu'il se présente immédiatement au doigt explorateur et lui permet facilement d'apprécier le diamètre. Il n'est pas ici question de cet instrument imité des cordonniers et que je crois fort peu applicable. M. KRAUSE pense qu'on peut se servir du compas d'épaisseur pour apprécier extérieurement le bassin, mais il fait beaucoup plus de fond sur le mesurage périphérique du bassin à l'aide d'un ruban. Il est naturel, en effet, que si la cavité est rétrécie, le pourtour doit l'être aussi. La circonférence normale d'un bassin étant de 54 à 55 pouces, si la mesure d'un bassin présumé vicieux ne donne que 20 à

25 pouces, on peut hardiment conclure que son diamètre interne n'a que **2 1/2 à 2 5/4** pouces. Pour cette mesure on suit une ligne oblique partant de la dernière vertèbre lombaire pour passer à trois travers de doigts sous la crête des os des îles et aboutir au rebord supérieur du pubis.

Mais ce n'est pas seulement l'étroitesse du bassin qui motive l'accouchement prématuré; il y a beaucoup de maladies qui le commandent aussi, et j'insiste sur cette partie des opinions de l'auteur, parce que l'observation que je vous ai lue rentre en partie dans cette catégorie.

Dans les maladies qui ont épuisé la mère et qui sont presque nécessairement mortelles, si on est arrivé au septième ou au huitième mois, il faut provoquer l'accouchement pour sauver l'enfant, car l'enfant succombe ordinairement avant la mère, et si l'on voulait attendre le décès de celle-ci pour faire l'opération césarienne, on arriverait ordinairement trop tard, outre qu'on n'est pas de suite prêt pour cette opération, et qu'elle entraîne souvent bien des difficultés et des délais.

Il y a ensuite une deuxième série de maladies qui ne sont pas nécessairement mortelles, mais très-graves, telles que le choléra, la pneumonie, la péricardite, la variole, où l'accouchement produit ordinairement une détente si favorable que les malades se relèvent contre tout espoir, et où, par conséquent, il est du devoir de provoquer cet accouchement. La même conduite est indiquée quand régulièrement les fœtus cessent de vivre quelques semaines avant le terme de la grossesse. Enfin, il y a, en troisième lieu, des états morbides qui tirent leur gravité de la grossesse même, tels sont des accidents de suffocation, des congestions cérébrales, l'éclampsie, les pertes utérines, qu'on ne peut enrayer qu'en mettant un terme à la grossesse. C'est dans cette catégorie que tombe l'opération que nous avons pratiquée.

Dans le chapitre suivant, M. KRAUSE compare l'accouchement prématuré naturel avec l'accouchement normal, puis l'accouchement prématuré naturel avec celui qui est artificiel, et, après en avoir apprécié les différences et les similitudes, il conclut que les premières ne sont pas majeures et que, sauf de petites variations, les choses se passent à peu près de même; il constate cependant que, pendant le travail même, il y a plus souvent des changements de position du fœtus dans l'accouchement prématuré que dans l'accouchement normal, ce qu'il attribue au volume plus petit du fœtus, à une plus grande abondance de liquide amniotique et à la forme plus arrondie de la matrice. Je rappelle que notre observation nous a présenté un exemple de ces changements de position.

Dans le choix de la méthode à employer pour provoquer l'accouchement, l'auteur dit que l'irritabilité de la matrice étant extrêmement variable suivant les individualités, il faut commencer par les méthodes les plus douces, pour ne passer qu'ensuite aux méthodes plus violentes. Il ajoute que la matrice perd souvent la susceptibilité de céder aux mêmes agents et qu'il est nécessaire de les varier, s'il faut provoquer plusieurs fois l'accouchement prématuré. La remarque est plus importante qu'elle ne le paraît au premier abord, puisque le docteur SÉE a pratiqué douze fois l'accouchement prématuré chez une femme, que chez d'autres l'opération a dû être réitérée cinq, six, huit, dix fois.

Mais j'ai hâte d'en venir à l'exposition des différentes méthodes de provoquer l'accouchement, parce que je pense que c'est le point qui vous intéressera le plus et que, si je voulais m'arrêter à toutes les discussions de physiologie de la grossesse et de thérapeutique obstétricale que soulève l'auteur, je dépasserais les bornes qui doivent limiter ce travail.

Les méthodes pour provoquer l'accouchement prématuré sont, suivant l'auteur :

1° La ponction à travers le col, méthode anglaise, et au-dessous du col, méthode de MEISSNER.

2° L'injection utérine, méthode COHEN.

3° L'introduction d'un cathéter flexible, s'il est de suite retiré, méthode LEHMANN; s'il reste en place, méthode KRAUSE (ou de l'auteur).

4° Le décollement de l'œuf, à l'aide du doigt, méthode HAMILTON; à l'aide d'un cathéter, méthode RIECKE.

5° La dilatation du col par l'éponge préparée, méthode KLUGE; à l'aide d'instruments, méthode BUSCH et KRAUSE.

6° L'injection vaginale, méthode KIWISCH.

7° Le tamponnement, à l'aide de charpie, méthode SCHÜLLER; à l'aide d'une vessie, méthode HÜLER; à l'aide d'une poche en caoutchouc, méthode BRAUN.

8° Le galvanisme.

9° Le seigle ergoté, méthode RAMSBOTHAM.

10° L'irritation des seins, méthode SCANZONI.

La ponction à travers l'orifice utérin est une des méthodes les plus sûres, si elle est bien faite; mais quelquefois elle est difficile, d'autres fois impossible à pratiquer. Elle expose à blesser le col, à faire traîner l'accouchement, à compromettre ainsi la vie de l'enfant par la longue compression qui suit l'écoulement précoce des eaux, ce qui rend aussi difficile les secours directs de la main et du forceps.

La méthode de Meissner qui veut corriger ces inconvénients en glissant un trocart entre la paroi postérieure de
l'utérus et l'œuf, pour perforer celui-ci plus haut et éviter
ainsi une perte subite des eaux, cette méthode est peu
applicable à cause de sa difficulté, et elle est peu appliquée aussi.

L'injection utérine par contre est très-rationnelle. Elle
détache l'œuf en partie, provoque la contraction de l'utérus par la dilatation forcée qu'elle lui imprime momen-
tanément. C'est une des méthodes les plus sûres et les plus
promptes, et elle a souvent été employée avec succès là où
d'autres méthodes avaient échoué. C'est au point que,
suivant l'auteur, on pourrait la mettre en usage dans les
accouchements ordinaires, quand la dilatation du col se
fait attendre et qu'il n'existe pas d'indication pour l'emploi du seigle ergoté.

L'introduction d'une bougie entre l'œuf et la paroi interne de l'utérus est recommandée par Lehmann; elle ne
réussit pas toujours et fatigue, parce qu'elle a besoin
d'être répétée, de sorte que M. Krause recommande de
laisser cette bougie à demeure, après l'avoir introduite de
7 à 8 pouces à travers le col. Il dit qu'ainsi il suffit ordinairement d'une nuit pour provoquer les douleurs, et y
eût-il plus de délai, on se servirait aisément de cette sonde
pour faire l'injection utérine préconisée plus haut.

La méthode de Hamilton qui consiste à détacher une
partie des membranes avec les doigts, et celle de Riecke
à se servir à cet effet d'une bougie en corne, rentrent
trop dans la méthode de Krause pour être discutées.
Elles en ont les inconvénients sans en avoir les avantages;
car une bougie conduite très-haut et laissée à demeure,
agissant sur le système nerveux utérin près de ses rami-

fications principales, est bien autrement efficace que ce toucher momentané et superficiel.

Voici venir maintenant la méthode que nous ici, nous avons connue la première, l'introduction dans le col de l'éponge préparée. Suivant l'auteur, elle est condamnée sans retour ; car voici le jugement qu'il en porte : L'éponge préparée ne peut être appliquée dans tous les cas ; si on y réussit, souvent elle n'amène pas de douleurs suffisantes, de sorte qu'elle ne dispense pas d'autres méthodes ; elle est incommode pour la femme et pour l'accoucheur.

Je ne fais que mentionner le dilatateur mécanique de Busch, qui doit remplacer l'éponge préparée, mais dont l'application est trop douloureuse, et j'arrive à l'important procédé des douches vaginales ou méthode de Kiwisch ; vous vous rappelez que c'est à elle que nous avons eu recours.

Cette manière d'agir plaît à première vue, il n'y a pas d'opération proprement dite, on agit graduellement, en se conformant ainsi à la marche de la nature. Aussi cette méthode a-t-elle été promptement répandue et adoptée par beaucoup d'accoucheurs.

Cependant M. Krause lui signale beaucoup d'inconvénients, les uns tirés du raisonnement, les autres, en plus grand nombre, déduits de nombreux faits qui ont déjà été publiés. Il lui reproche d'être trop compliquée, de nécessiter trop d'ustensiles, de tellement retarder l'accouchement que le fœtus peut grandir pendant son emploi et dépasser ainsi les proportions exigées pour que l'accouchement prématuré se fasse avec succès. Il l'accuse aussi de congestionner les parties génitales de la mère et même le fœtus, d'entraîner ainsi la mort plus fréquente de celui-ci, et des couches compliquées et des maladies diverses chez celle-là ; il croit même qu'elle facilite le déplacement de la tête de l'enfant et amène un grand nombre de fausses positions. Il dit qu'il est des cas où il a fallu jusqu'à 22 jours et 75 douches sans provoquer l'accouchement, que dans 4 cas sur 6 la douche vaginale n'a pas de résultat, que de même, dans 4 cas sur 6, une femme tombe malade pendant le temps des injections, que pendant les couches, au contraire, 4 tombe malade sur 8, 4 meurt sur 10, qu'enfin la mortalité des enfants est aussi plus grande que par les autres procédés. Il serait, sans doute, téméraire de conclure du seul fait qui a passé sous nos yeux pour s'inscrire contre des conclusions tirées de faits nombreux et jugées par un accoucheur expérimenté. Cependant on ne peut méconnaître que, dans la critique de cette méthode, il n'ait accumulé un luxe d'objections qui ne paraissent pas toutes fondées, tandis que d'autres sont infirmées par notre observation même.

L'injection à l'aide d'un clysopompe nous a bien réussi, et nous n'avons pas eu besoin de baquets suspendus au plafond, de longs tuyaux de conduite, nous n'avons pas eu de chambre inondée d'eau. Par contre aussi, nous n'avons pas eu un succès complet, puisqu'il n'y a pas eu de contraction utérine et qu'il a fallu mettre la main à l'œuvre. Pour obéir aux définitions de l'auteur, nous dirons que nous n'avons pas eu un simple accouchement prématuré artificiel, qu'il y a eu aussi accouchement forcé. Quant au déplacement de l'enfant pendant le travail même, nous avons vu plus haut que l'auteur l'attribue plus ou moins à toutes les méthodes.

Nous passons à la méthode du tamponnement, soit avec des boulettes de charpie dont on bourre un sac de toile préalablement introduit dans le vagin à l'aide d'un spéculum, soit au moyen d'une vessie ou d'une poche en caoutchouc qu'on injecte d'eau après l'avoir placée dans le vagin et qu'on ferme ensuite avec un robinet. Je vous dirai, en passant, que ce dernier instrument en caoutchouc a reçu le nom baroque de *colpeurynter*.

Ces procédés ont beaucoup d'inconvénients, peu d'avantages, rarement un effet certain. Aussi l'auteur les rejette-t-il surtout pour les cas d'étroitesse du bassin, les pensant plus applicables dans les grossesses compliquées d'hémorrhagie.

M. Krause juge ainsi l'emploi du galvanisme pour provoquer l'accouchement : Grandes douleurs, résultat incertain, action traînante, difficulté de cette opération pour laquelle il faut des appareils spéciaux : c'est donc à y renoncer.

Mais nous ne passerons pas si vite sur la méthode suivante, l'emploi du seigle ergoté ou méthode de Ramsbotham. Il semble en effet rationnel de lui accorder la préférence sur plusieurs autres, parce qu'il provoque les contractions utérines sans aucun manuel opératoire, et, de plus, qu'il a été beaucoup employé en Angleterre, à l'exemple de l'illustre accoucheur dont cette méthode porte le nom. Mais les résultats obtenus ne permettent pas d'en conseiller l'adoption. Suivant M. Krause, elle est incertaine, échoue complétement dans 1 cas sur 5 ; elle a exigé jusqu'à 12 jours d'emploi pour obtenir un effet abortif : d'un autre côté, le médicament est mal supporté par l'estomac, malgré les aromates et les acides minéraux qu'on y associe à titre de correctifs ; enfin, c'est la méthode qui amène le plus d'enfants morts en naissant ou succombant aux convulsions peu de temps après leur naissance.

Nous terminons par la méthode de Scanzoni, qui consiste à provoquer l'accouchement par l'irritation des seins. On s'est servi à cet effet de vésicatoires, de sinapismes, mais surtout de grandes ventouses en caoutchouc. Mais tout se réunit pour condamner cette méthode : incertitude, vives douleurs des seins, excoriations des bouts, syncopes, vomissements, attaque des nerfs.

Ne croyez pas que dans l'exposition de tant de méthodes, l'auteur vous laisse sans guide, il décrit d'une manière plus particulière celle qu'il préfère.

Il veut qu'on prépare d'abord la malade à l'aide de bains de siége, répétés plusieurs fois par jour, et de pillules d'aloës et de safran. Puis il distingue trois cas : si l'on peut atteindre le col avec le doigt et s'il est mou, il faut introduire la sonde en gomme élastique, qui peut au besoin servir à faire une injection utérine; si le col est dur et long, il se sert pour le dilater d'un instrument spécial, sorte de pince dont les mors, introduits dans le col, s'écartent à mesure que l'on descend l'anneau qui les rassemble; si, enfin, l'on ne peut parvenir au col avec le doigt, ou s'il y a des pertes utérines, l'auteur conseille le tamponnement.

D'après ce que je viens de vous dire, vous voyez que M. Krause n'est pas exclusif dans sa pratique, qu'il y réunit au contraire plusieurs méthodes. Si mes réflexions peuvent compenser mon peu d'expérience en cette matière, je dirai que c'est aussi dans l'union de plusieurs procédés que je trouverais la solution du problème de l'accouchement prématuré. Seulement, comme je n'aime pas les instruments, tant que l'on peut s'en passer, comme je ne crois pas que la demeure prolongée d'une sonde en gomme élastique dans la cavité de l'utérus soit aussi innocente que M. Krause le prétend, surtout si nous nous rappelons l'histoire des redresseurs utérins, je serais d'avis, si le cas n'est pas urgent, d'unir les méthodes de Kiwisch, de Hamilton et de Ramsbotham. C'est-à-dire que je préparerais l'accouchement, pendant plusieurs jours, par les injections vaginales chaudes ; si les douleurs ne se présentaient pas, j'aurais au moins ramolli le col, fait un peu descendre la matrice, et alors je pourrais arriver avec le doigt, pénétrer à travers le col et rompre l'œuf. Si, après la sortie d'une certaine quantité de liquide amniotique, il n'y avait pas encore de douleurs franches, j'imagine que quelques doses de seigle ergoté aideraient puissamment à déterminer l'accouchement.

Après cette exposition générale, M. Krause consacre près des deux tiers de son ouvrage à l'historique de l'avortement et de l'accouchement prématuré, et à la revue de tous les pays où l'art obstétrical trouve des interprètes, pour nous dire quel tribut chacun d'eux a apporté à la solution de la question qui nous occupe : toute la littérature spéciale est analysée ou citée, tous les faits sont rapportés et, en fin de compte, résumés. Ainsi comparaissent successivement l'Angleterre, l'Allemagne, dont les faits spéciaux occupent plus de 100 pages in-8°, petit caractère, la Hollande, la France, la Belgique, le Danemarck, la Norvége, la Russie, l'Italie et l'Amérique. Je ne vous entraînerai pas dans tous ces détails, vous demandant excuse, au contraire, d'avoir si longtemps abusé de vos moments. Je termine avec cette conclusion de l'auteur : Aucune méthode n'est appropriée à tous les cas, il faut, au contraire, les varier suivant les circonstances.